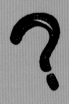

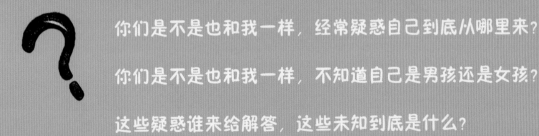

亲爱的小朋友们：

你们是不是也和我一样，经常疑惑自己到底从哪里来？

你们是不是也和我一样，不知道自己是男孩还是女孩？

这些疑惑谁来给解答，这些未知到底是什么？

快快和我一起探索吧！

图书在版编目（CIP）数据

我从哪里来 / 安馨儿著 . -- 杭州 ：浙江大学出版
社，2012.11
　（迷迷糊糊的迷惑）
　ISBN 978-7-308-10586-6

　Ⅰ．①我… Ⅱ．①安… Ⅲ．①性教育－儿童读物
Ⅳ．① R167-49

　中国版本图书馆 CIP 数据核字 (2012) 第 214073 号

我从哪里来

安馨儿 著

责任编辑	吴昌雷	
封面设计	刘依群	
出版发行	浙江大学出版社	
	（杭州天目山路 148 号　邮政编码 310007）	
	（网址：http://www.zjupress.com）	
排　　版	杭州中大图文设计有限公司	
印　　刷	浙江印刷集团有限公司	
开　　本	889mm×1194mm 1/20	
印　　张	3	
字　　数	20 千	
版 印 次	2012 年 11 月第 1 版 2012 年 11 月第 1 次印刷	
书　　号	ISBN 978-7-308-10586-6	
定　　价	22.00 元	

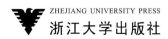迷迷糊糊的迷惑

我从哪里来?

安馨儿 著

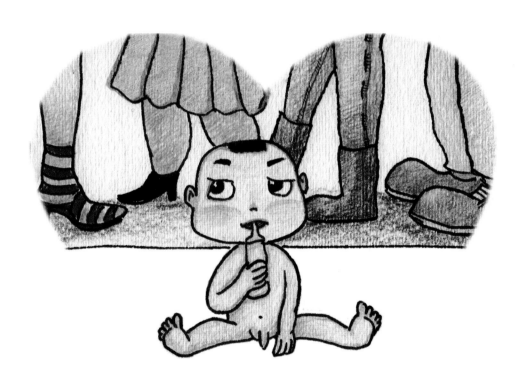

ZHEJIANG UNIVERSITY PRESS
浙江大学出版社

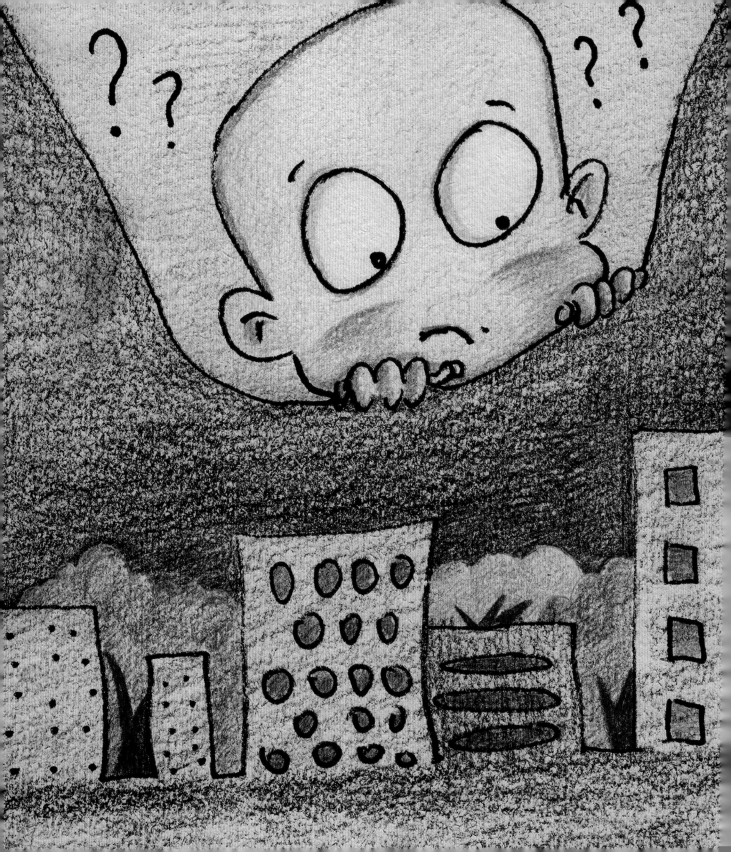

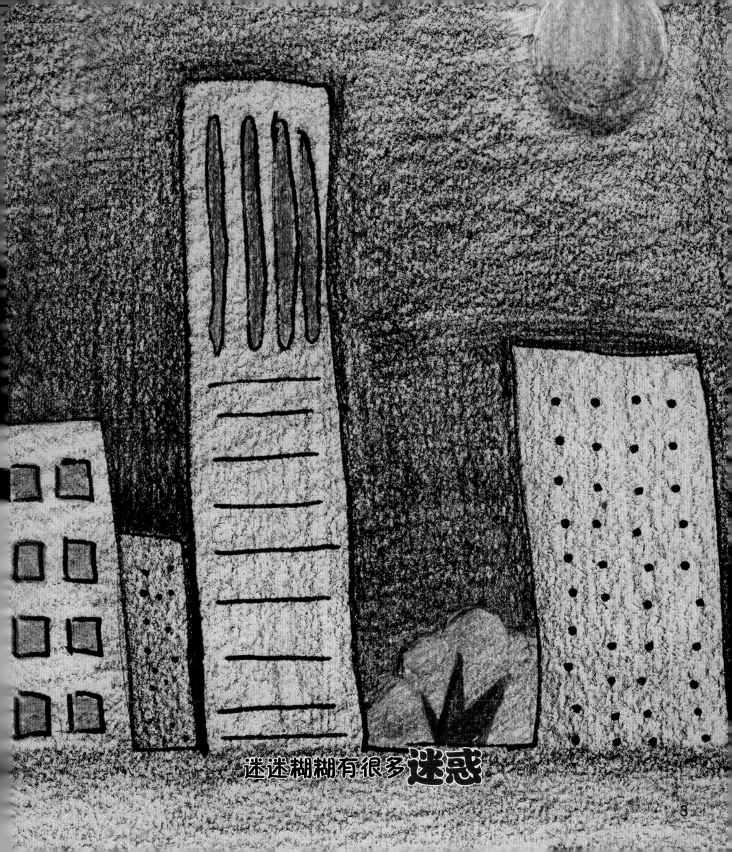

迷迷糊糊有很多迷惑。

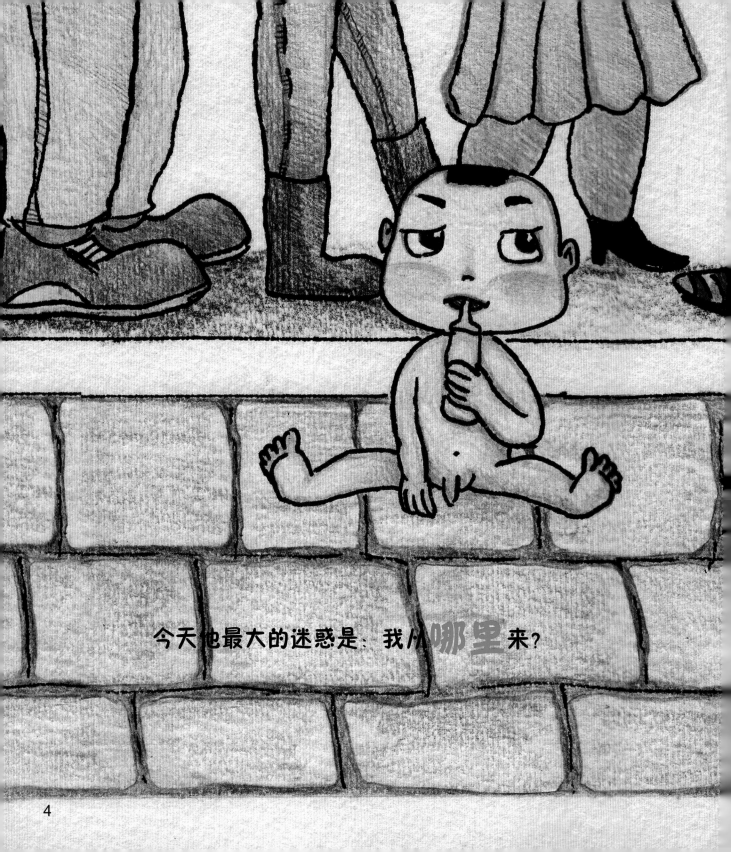

今天他最大的迷惑是：我从哪里来？

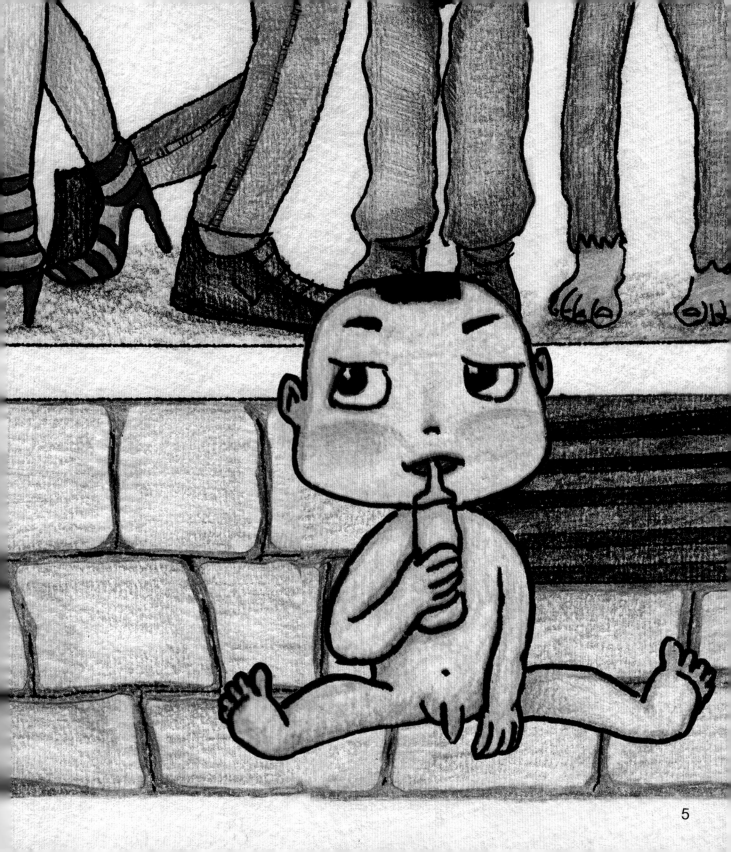

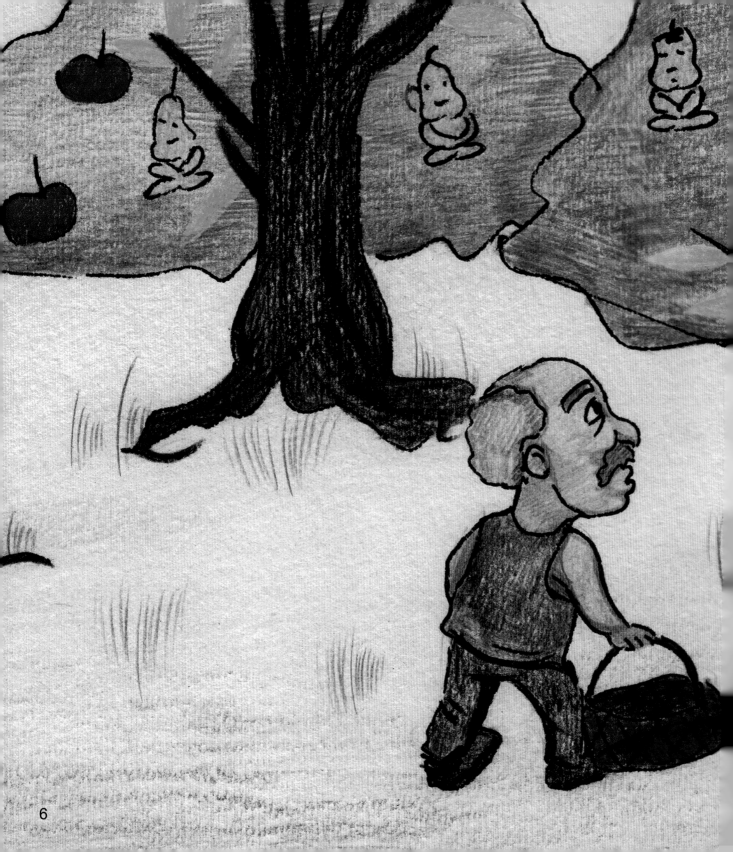

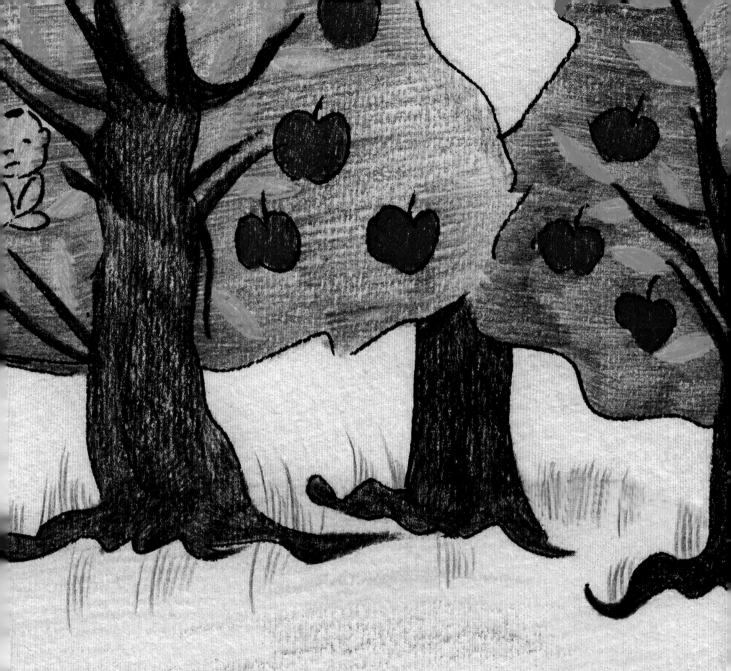

"爷爷，爷爷，我从哪里来？"

"你从树上＇长＇出来的，就像 🍪🍪 一样。"

迷迷糊糊迷惑了：

"真的是这样吗？从树上长出来，那么成熟之后

也会像苹果一样'掉到'地上吗？"

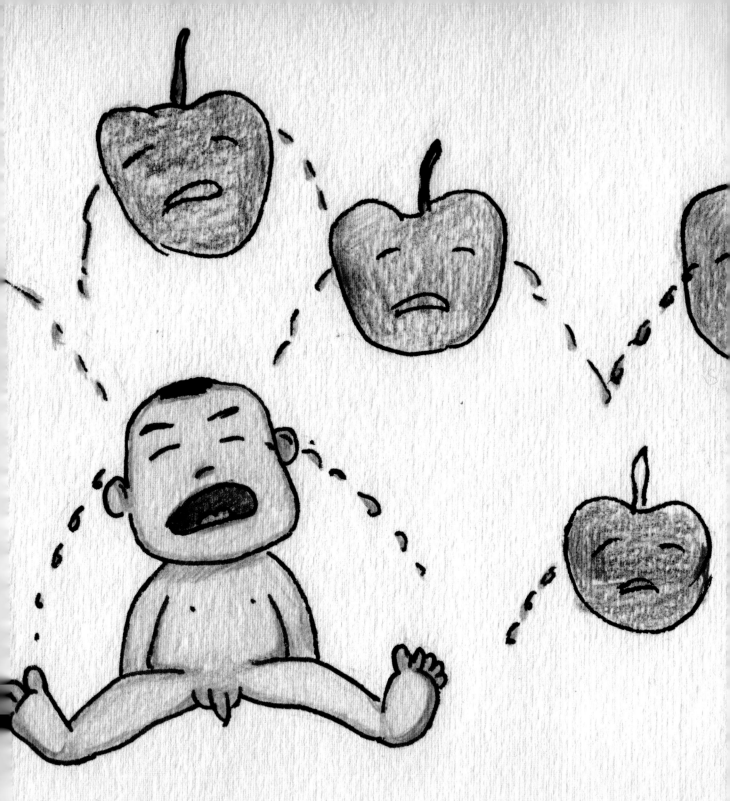

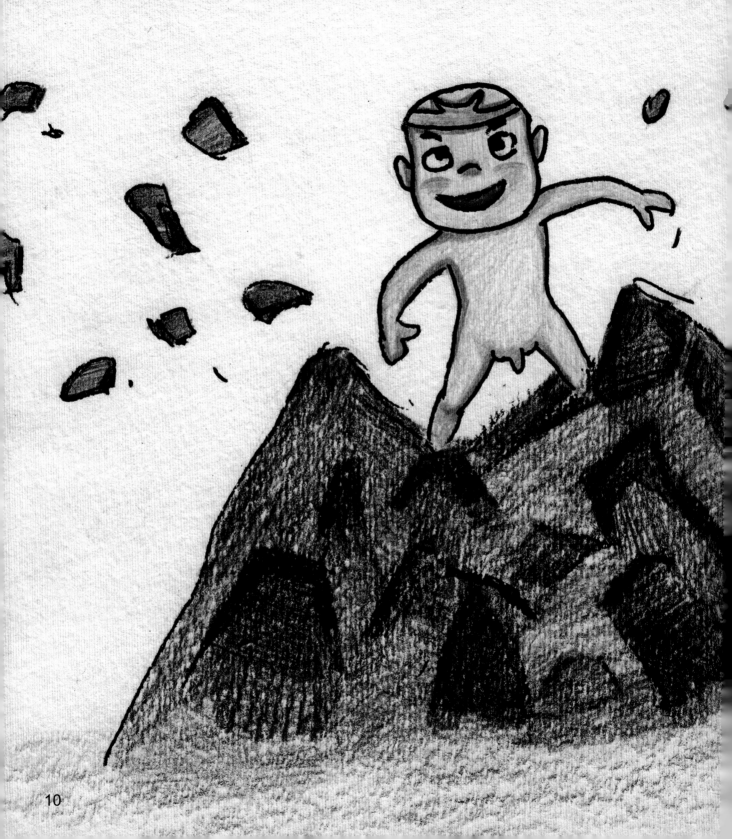

"奶奶，奶奶，我从哪里来？"

"你像孙悟空一样，从石头里'嘣'的一下蹦出来的。"

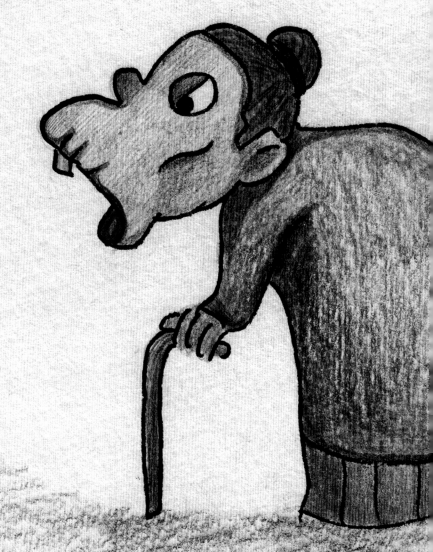

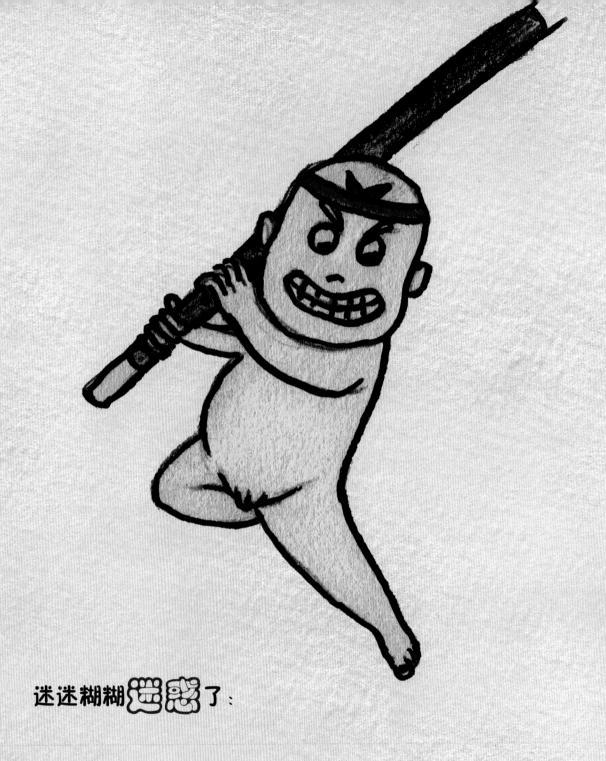

迷迷糊糊迷惑了：

"真的是这样吗？

从**石头**里蹦出来？那么等我长后也会像孙·悟空一样**厉害**吗？"

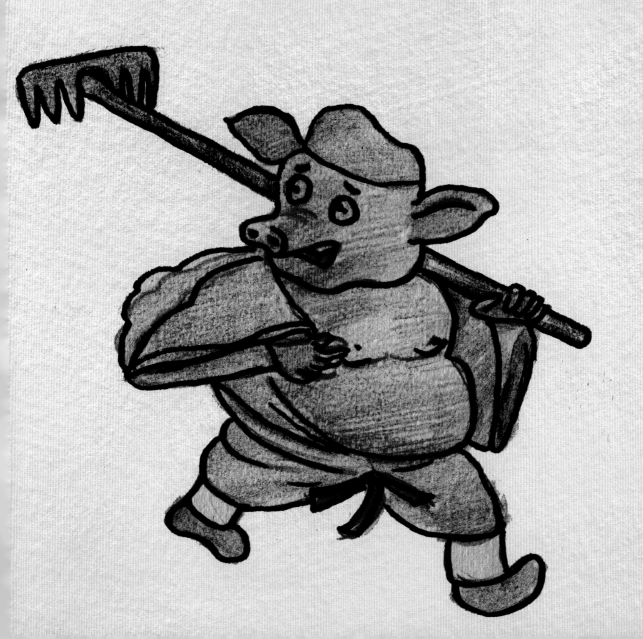

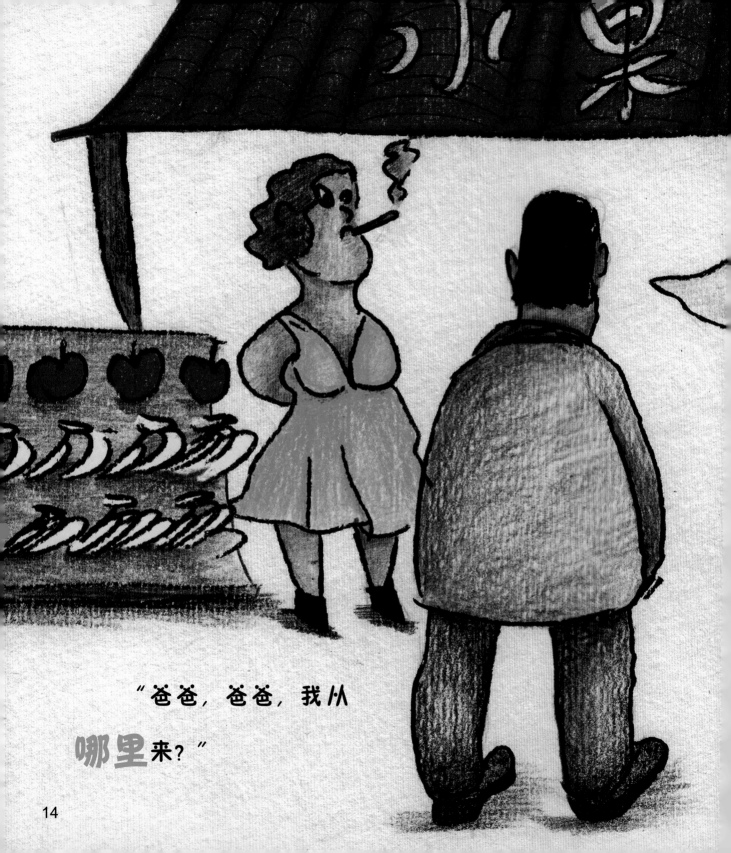

"爸爸，爸爸，我从哪里来？"

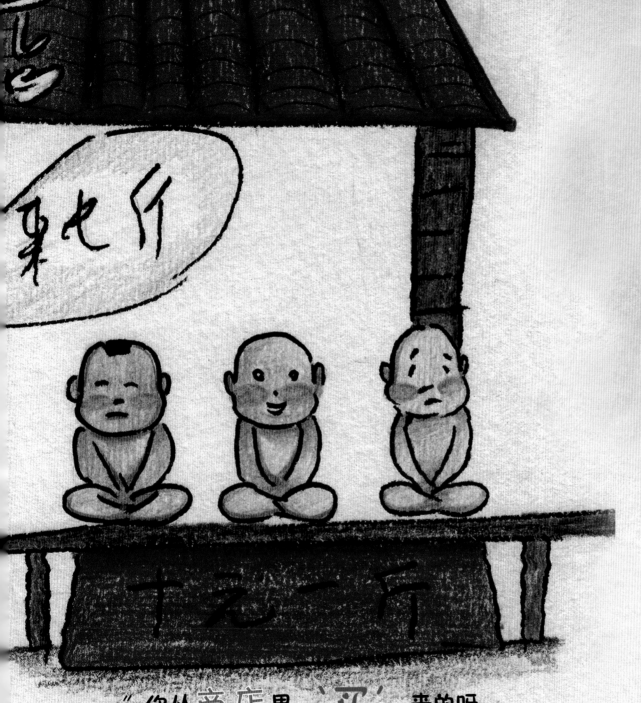

"你从商店里'买'来的呀。
一斤10元，你当时7斤，一共花了70块钱呢！"

迷迷糊糊**迷惑**了：

真的是这样吗？

从商店买来的，

那么我可以从商店再

买个**小弟弟**吗？

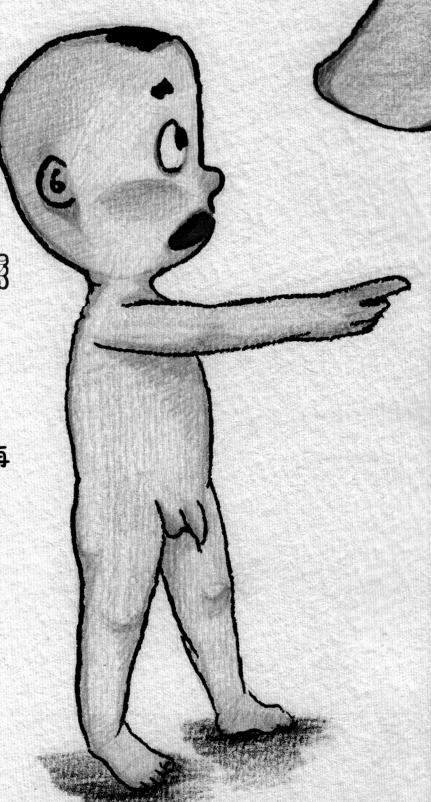

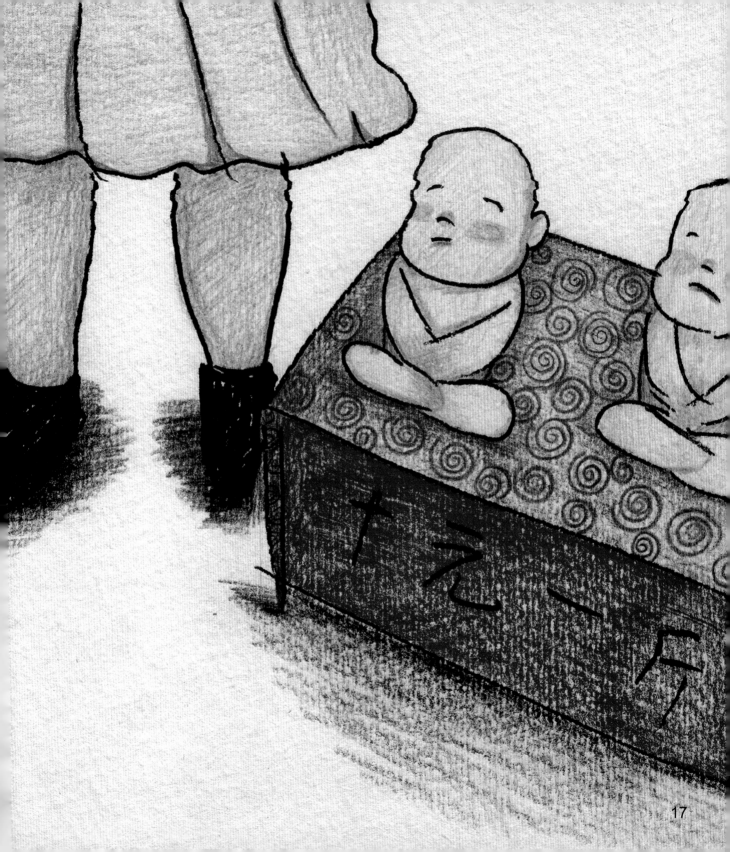

"妈妈，妈妈，我从哪里来?"

"你是从垃圾箱里'捡'回来的呀!"

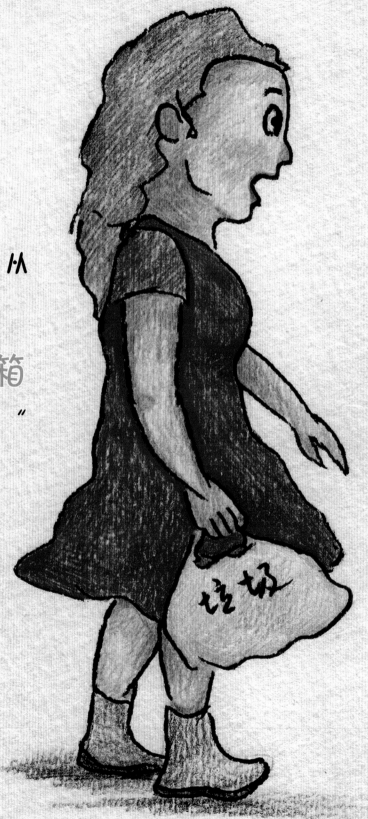

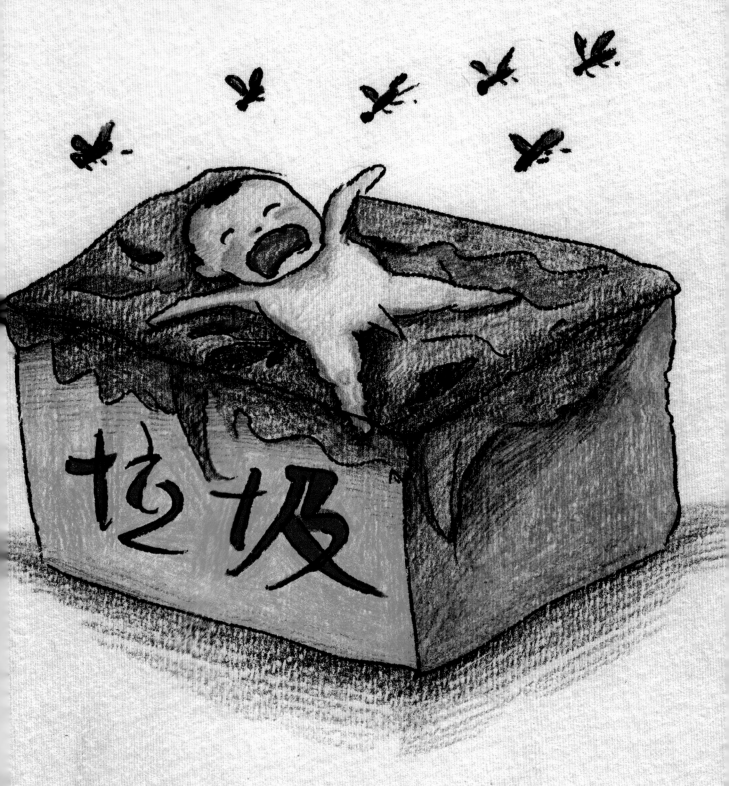

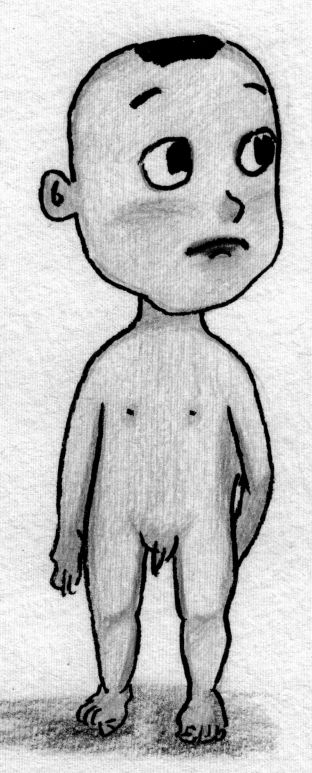

迷迷糊糊迷惑了：
"真的是这样的吗？

从垃圾箱里捡回来，那里又臭又脏，我怎么可能从那里来的呢？"

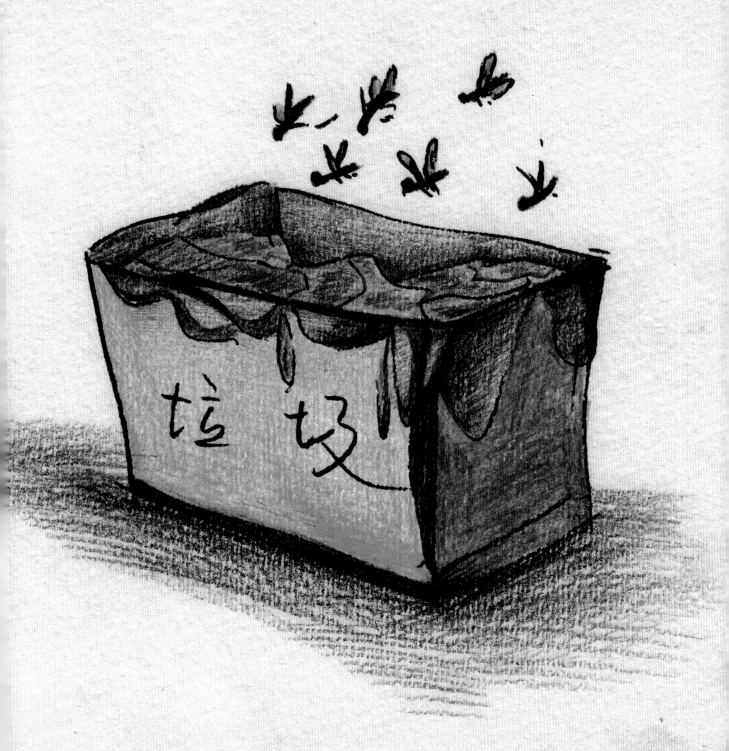

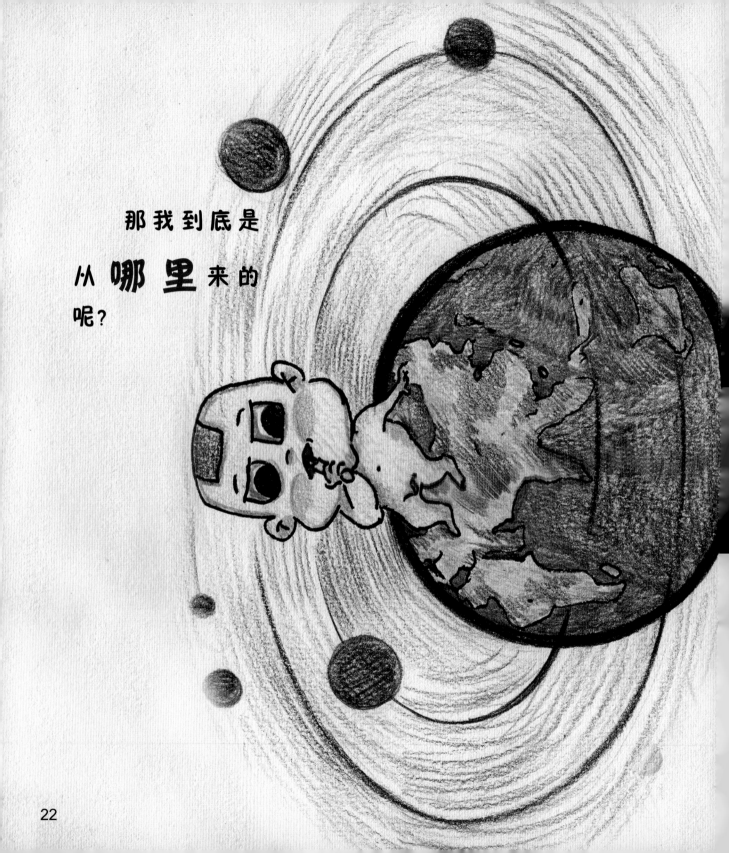

那我到底是
从**哪里**来的
呢?

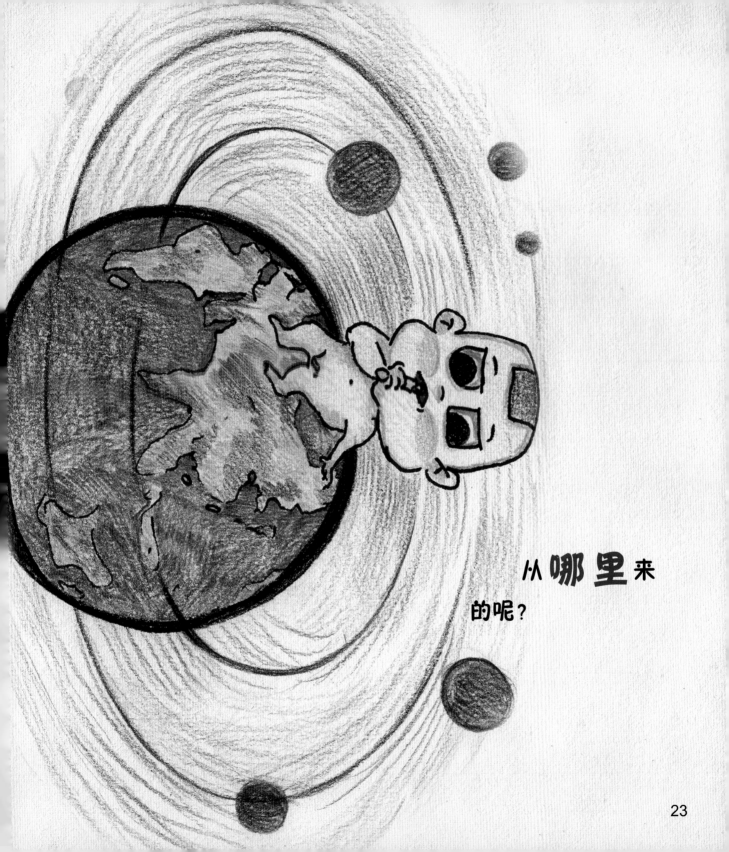

从哪里来的呢？

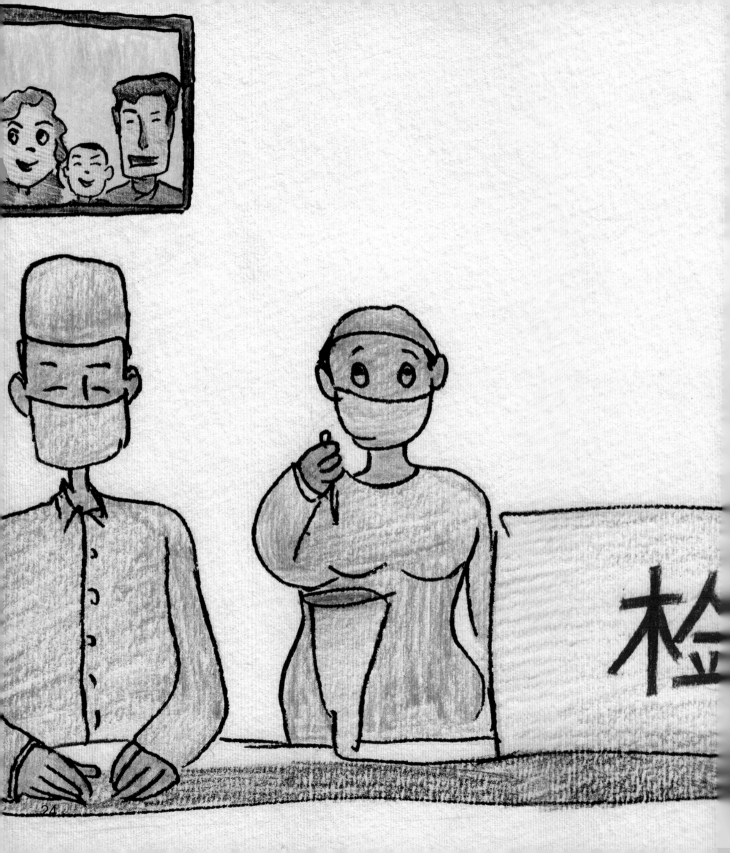

迷迷糊糊，不要迷惑。

你既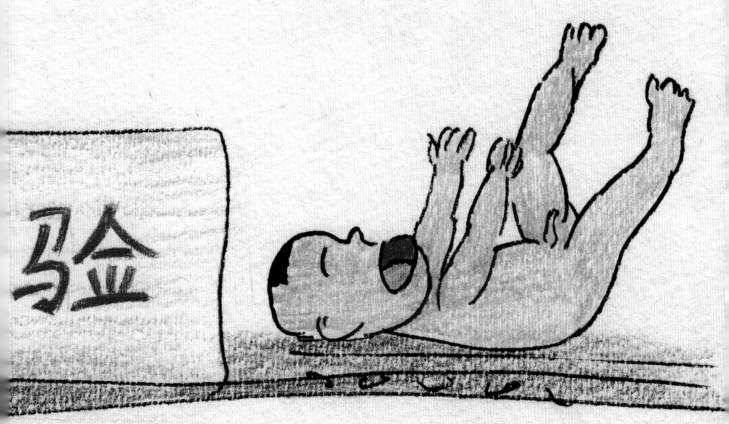从树上长出来，也不是从石头里蹦出来的。

你既不是从商店里买回来，也不是从垃圾桶里捡回来的。

你是爸爸妈妈一起制造出来的。

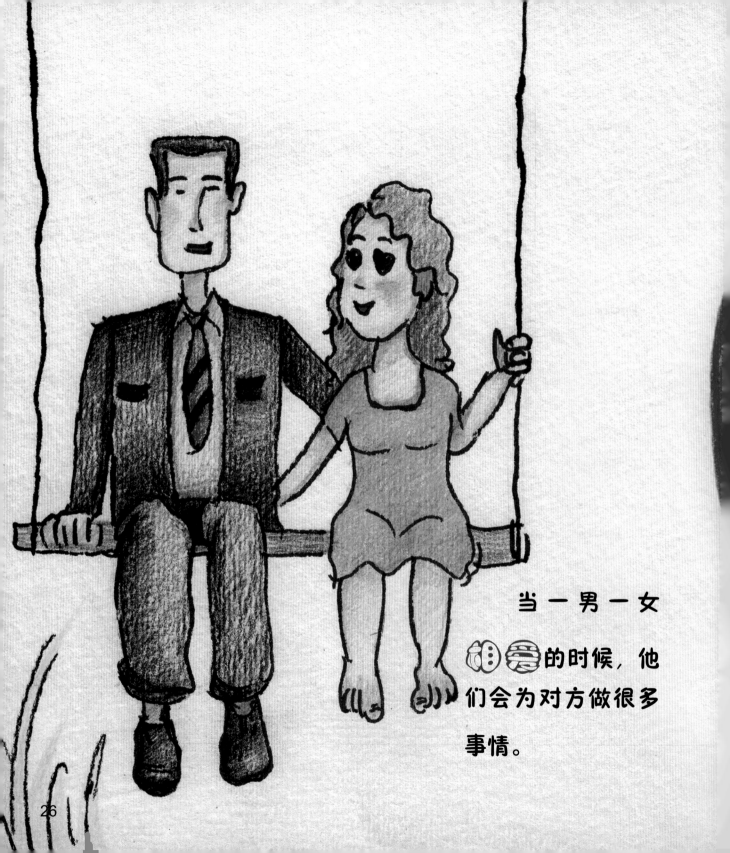

当一男一女相爱的时候，他们会为对方做很多事情。

他们想**一辈子**生活在一起，于是他们就**结婚**、
然后生活在一起。

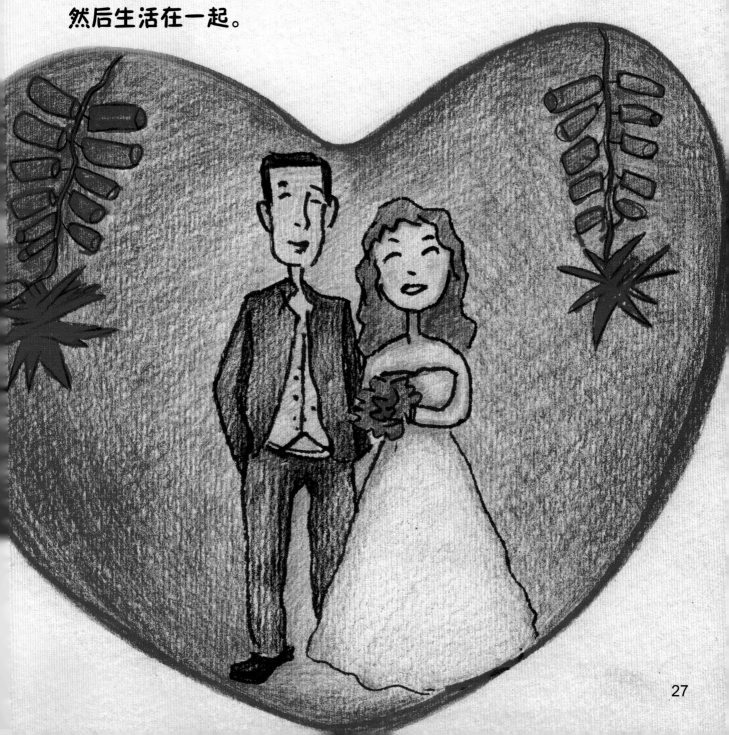

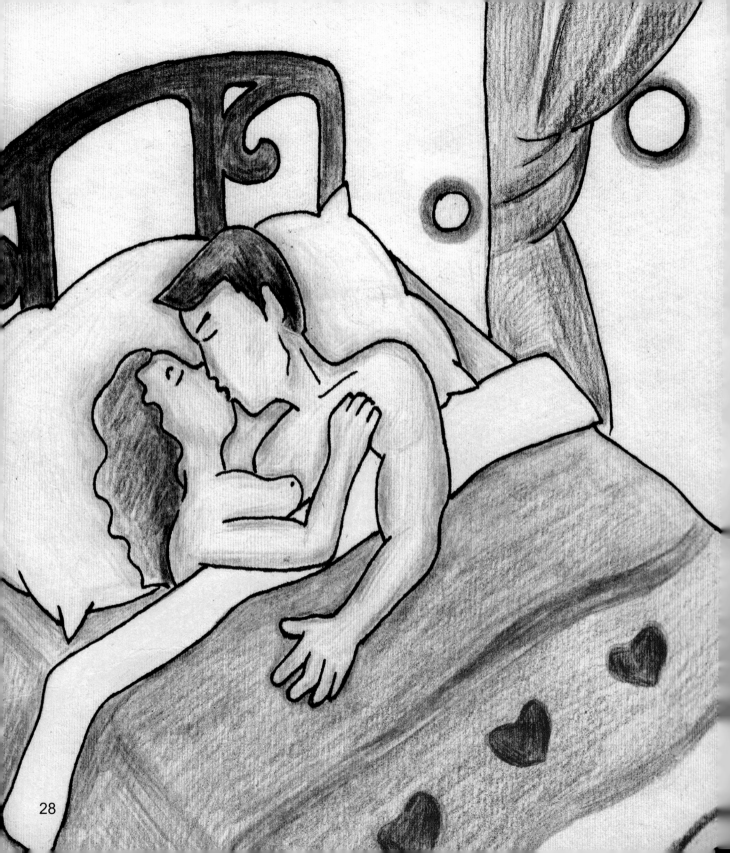

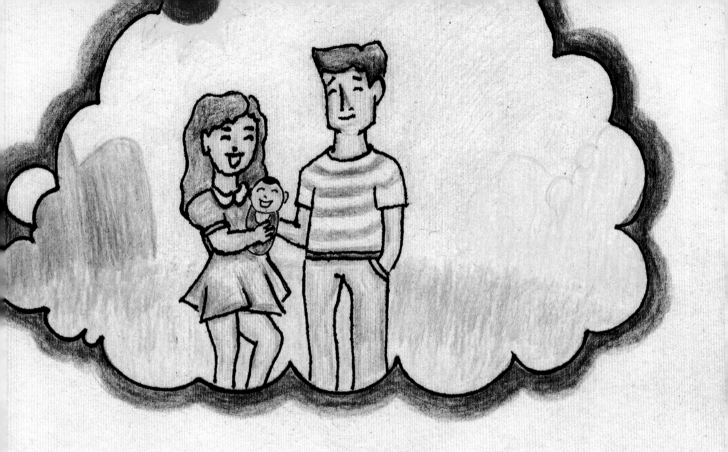

生活了一段时间之后，他们很想要一个 小宝宝 来分享他们的爱，于是他们就 相互交融 了。

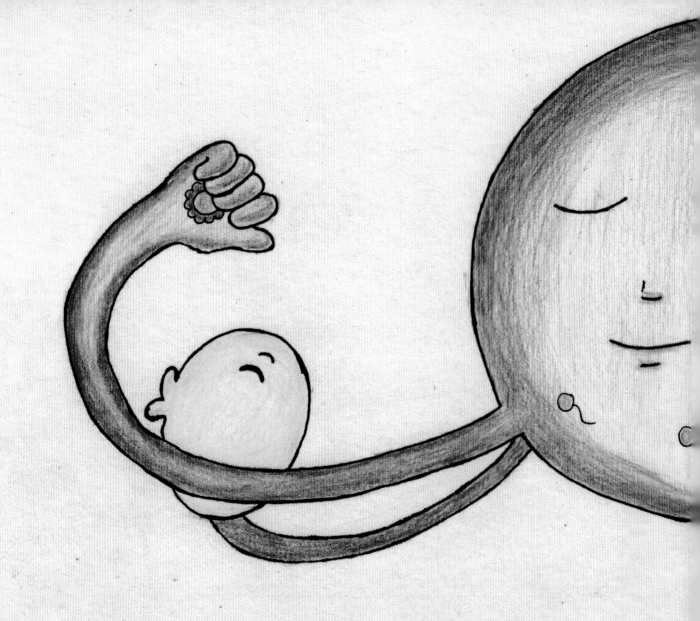

爸爸的小鸡鸡和妈妈的小妞妞互相接触。

爸爸的小鸡鸡就会放出大量的精子，进入妈妈的<u>阴道</u>中。

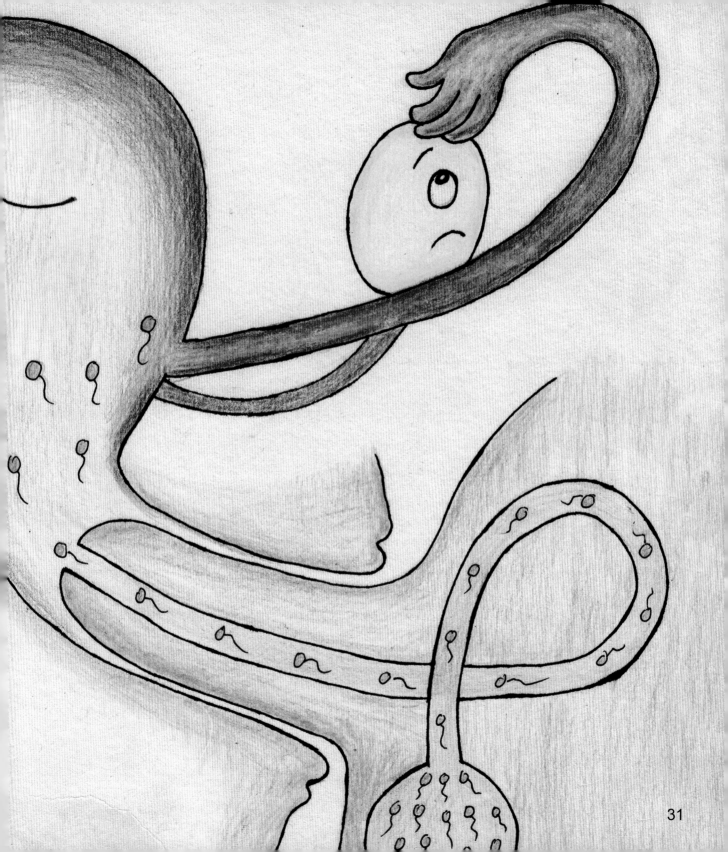

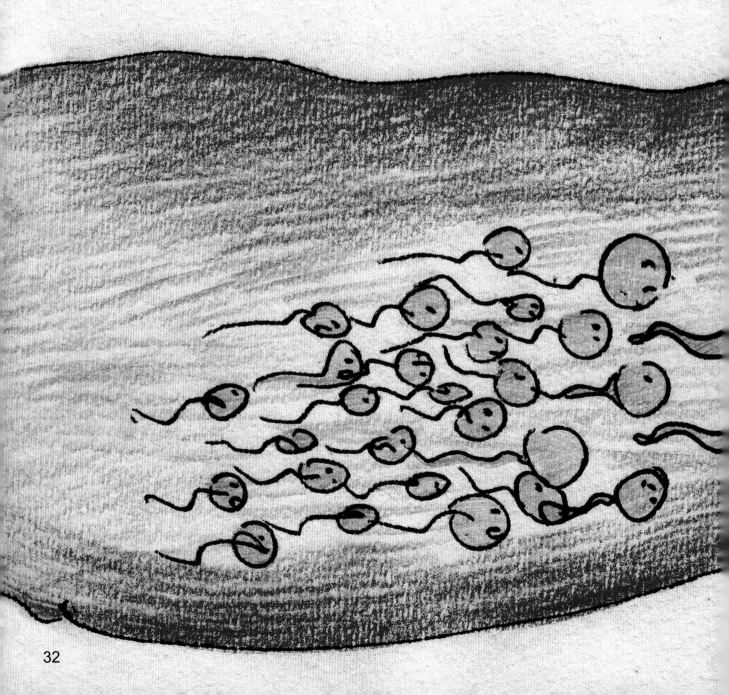

爸爸身体中的精子都**很喜欢**妈妈身体中的卵子，于是它们就**拼命**地**跑啊跑啊**。

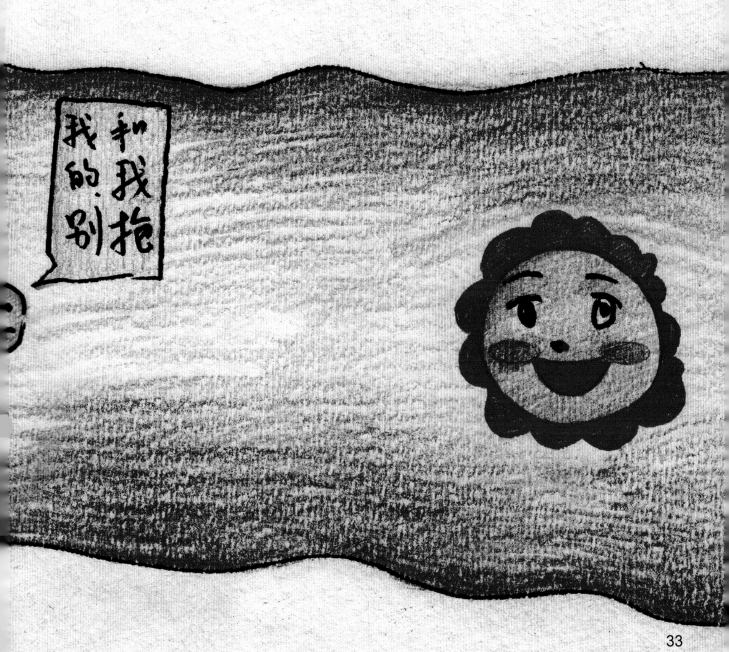

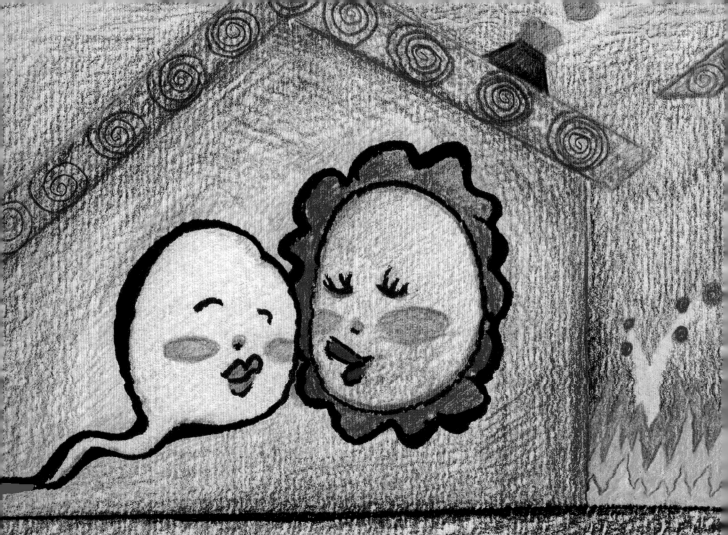

最终那个最厉害，最勇敢的精子与卵子相遇了。它们彼此都很喜欢对方，于是它们就结合在了一起。

当精子和卵子结合以后就变成了受精卵，受精卵就留在了妈妈的子宫里并慢慢长成胎儿。

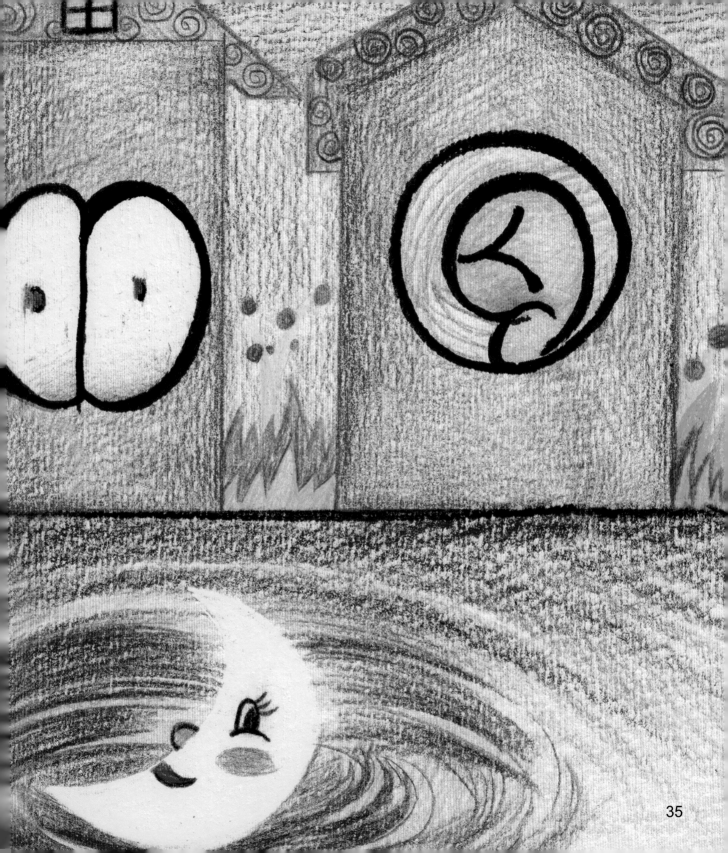

胎儿在妈妈的子宫里一天一天长大。

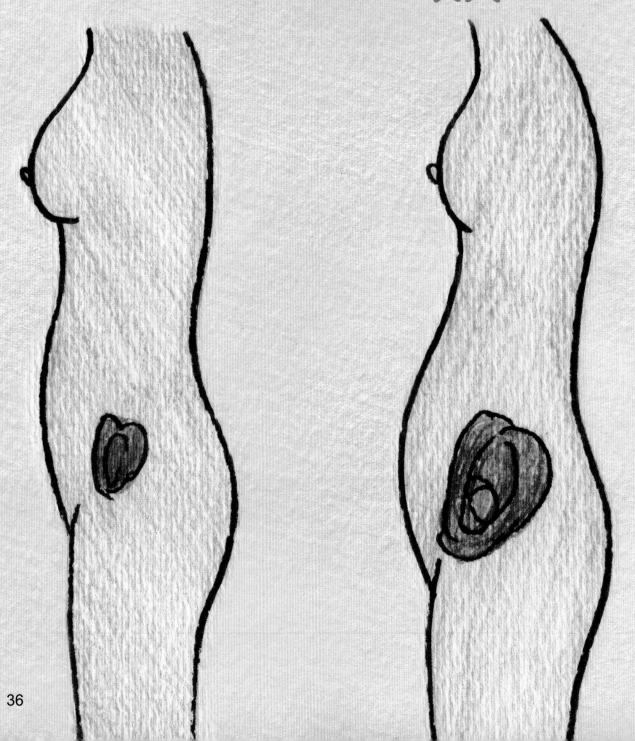

妈妈的肚子也一天一天地变大。

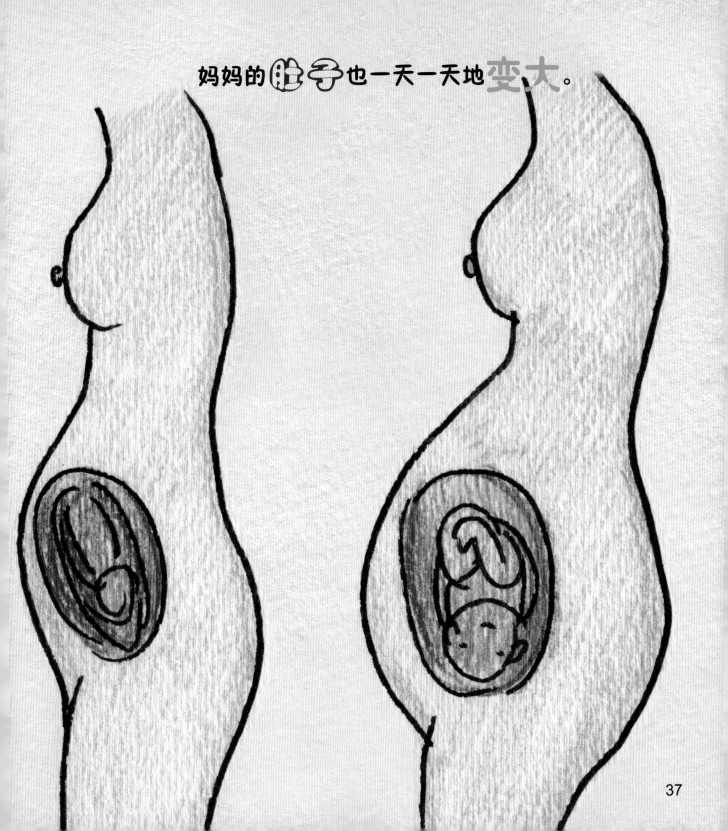

子宫就是你最初的**家**。

它像一个气球，这个气球给了你很多的营养。

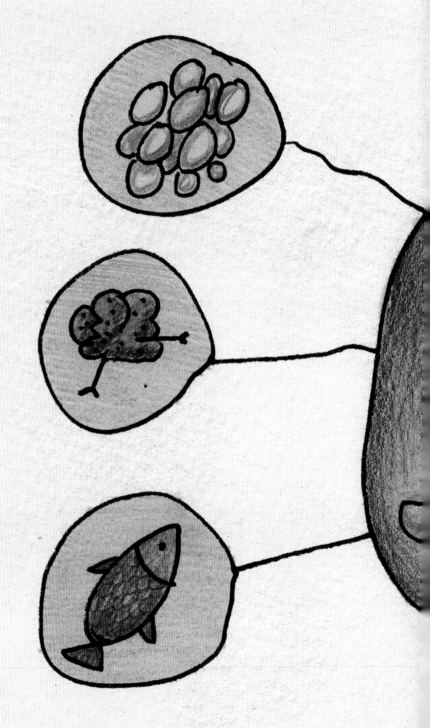

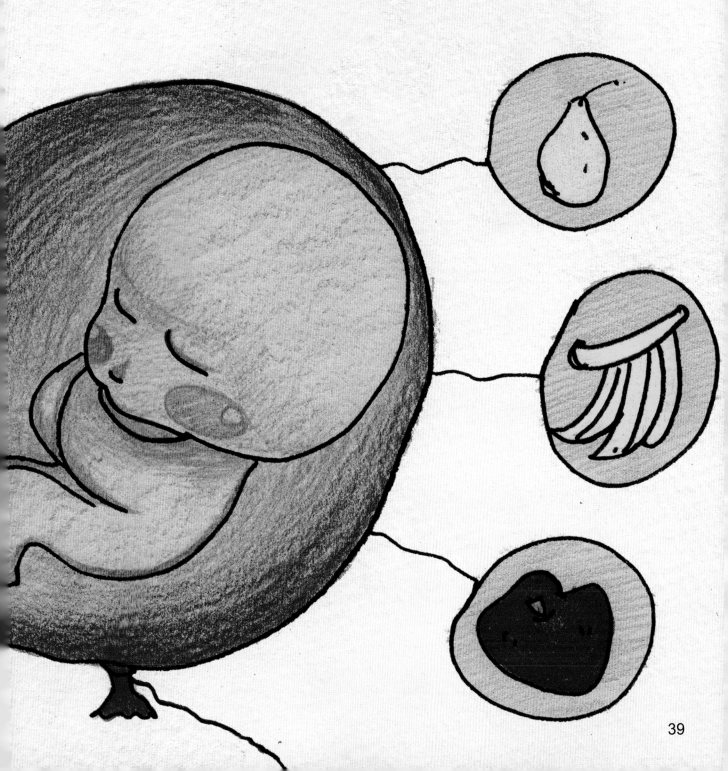

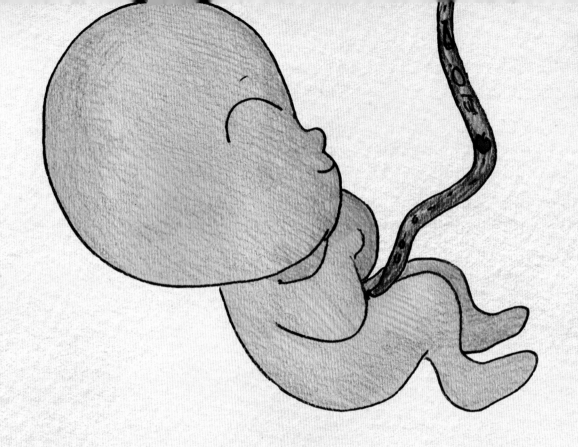

连着你和妈妈之间的是一个叫作脐带的东西。
你通过脐带从妈妈那里汲取营养。

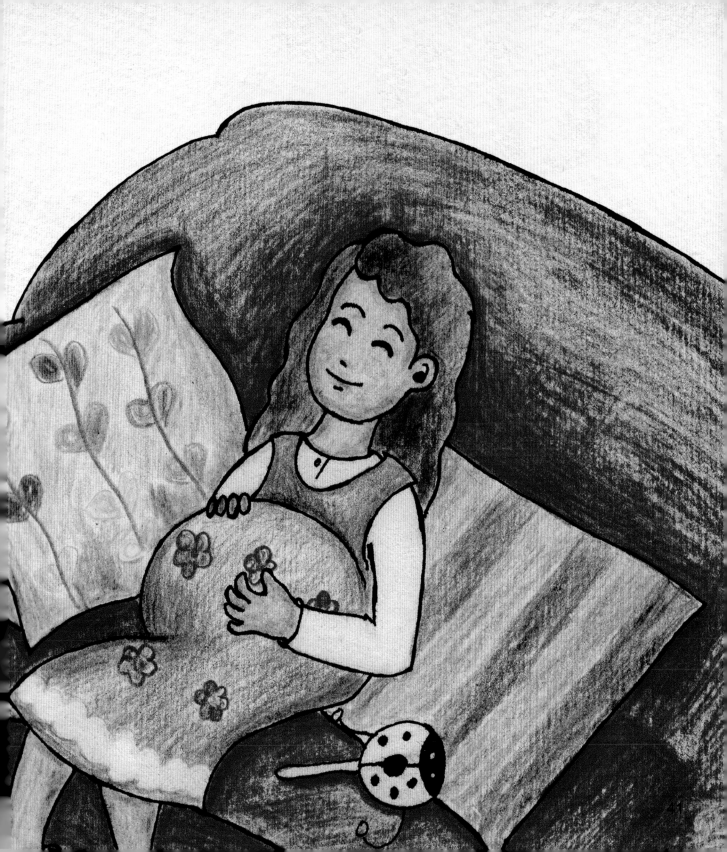

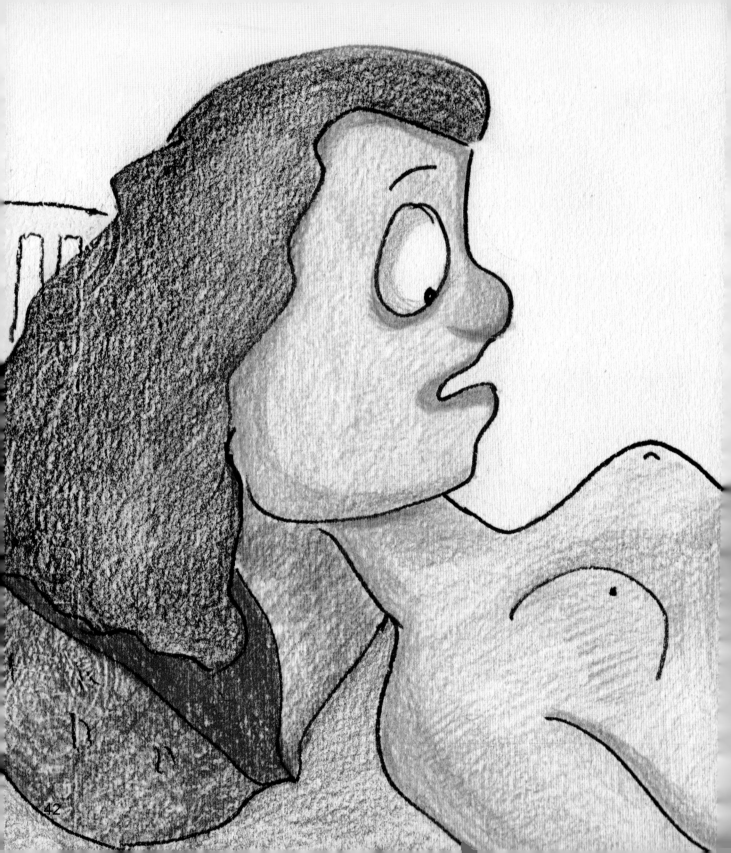

当你在妈妈肚子里长到**十个月**的时候，妈妈的肚子已经不够你生长了，于是你就使劲地踢妈妈的肚子。

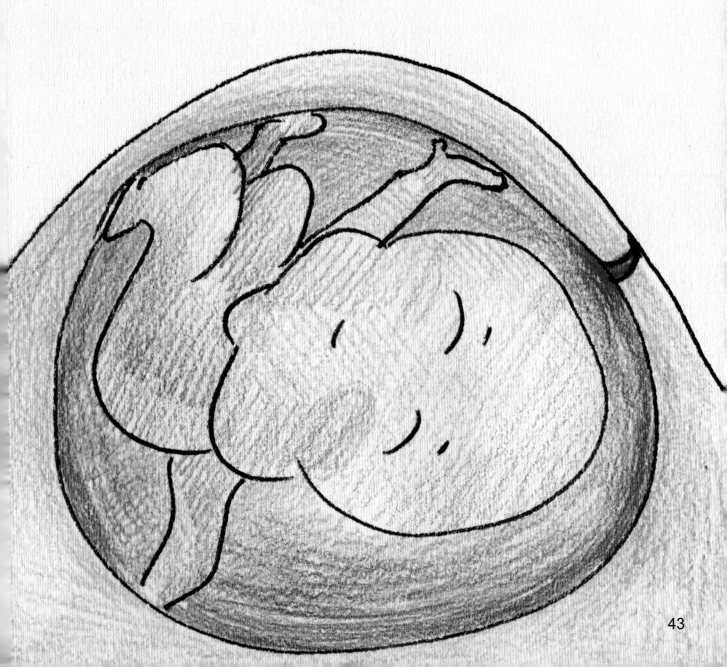

妈妈知道你想出来了，就在医生的帮助下，顺利地把你从妈妈的**阴道**里拿出来。

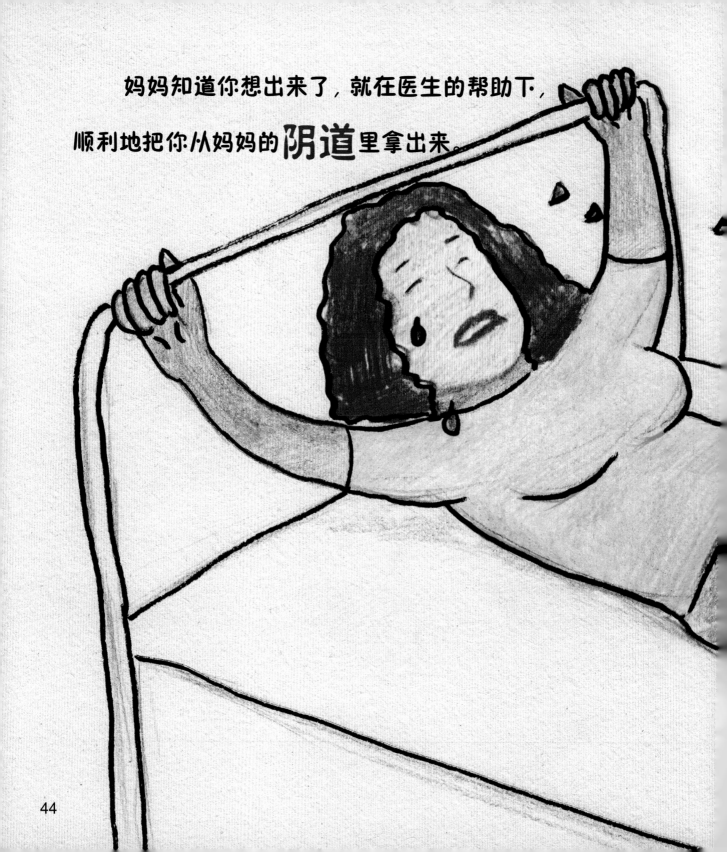

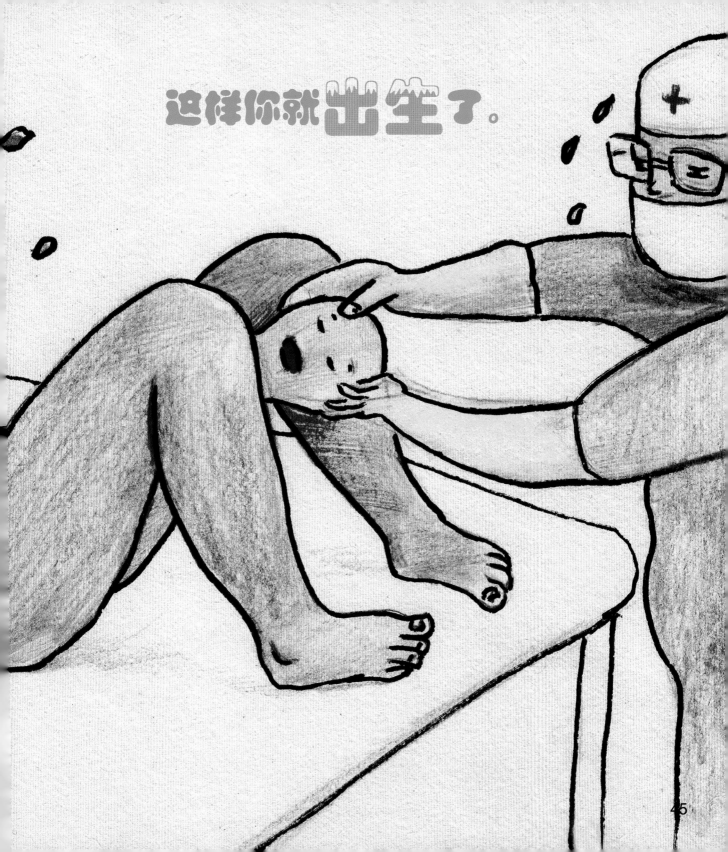

45

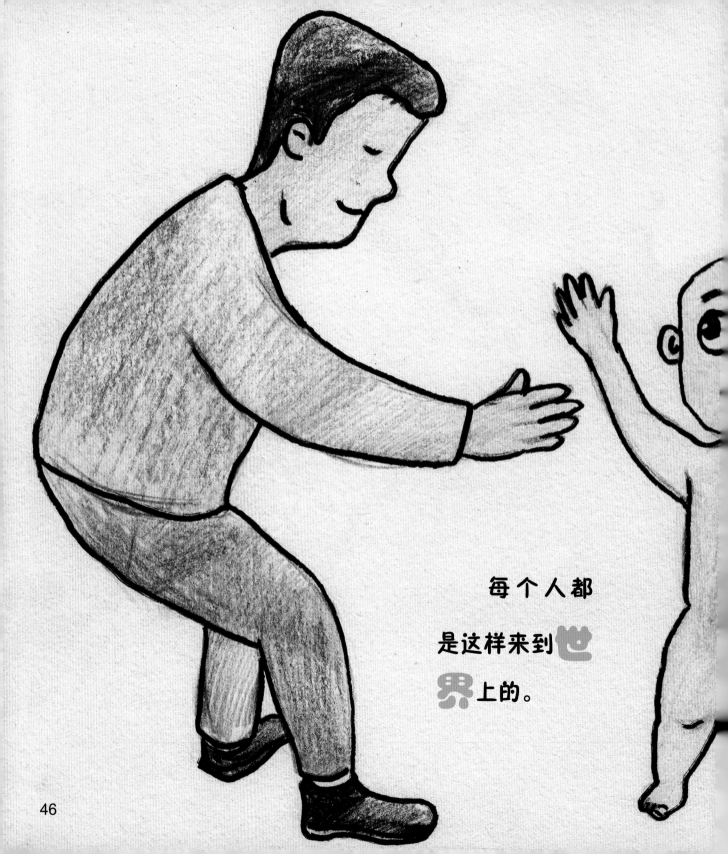

每个人都是这样来到世界上的。

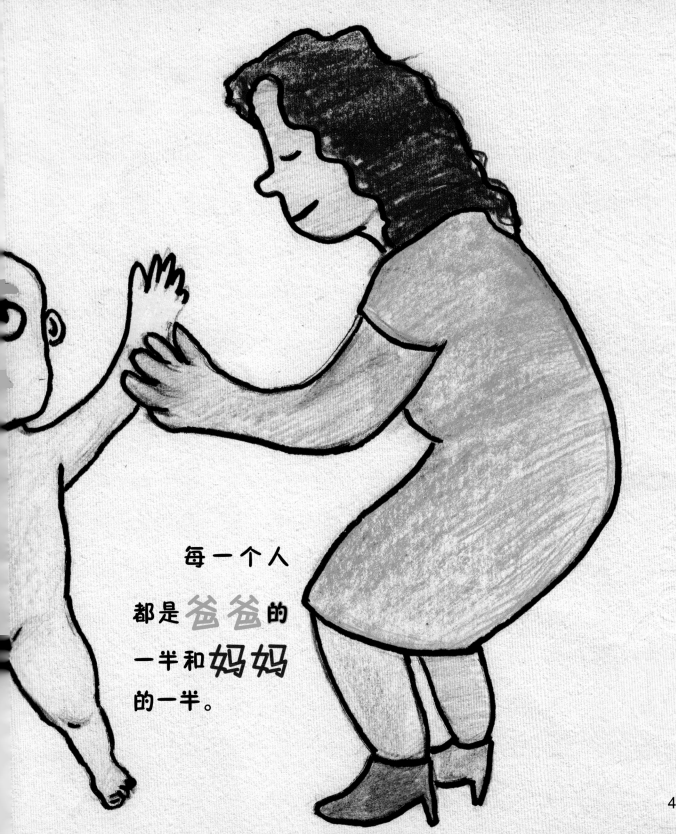

每一个人
都是**爸爸**的
一半和**妈妈**
的一半。

47

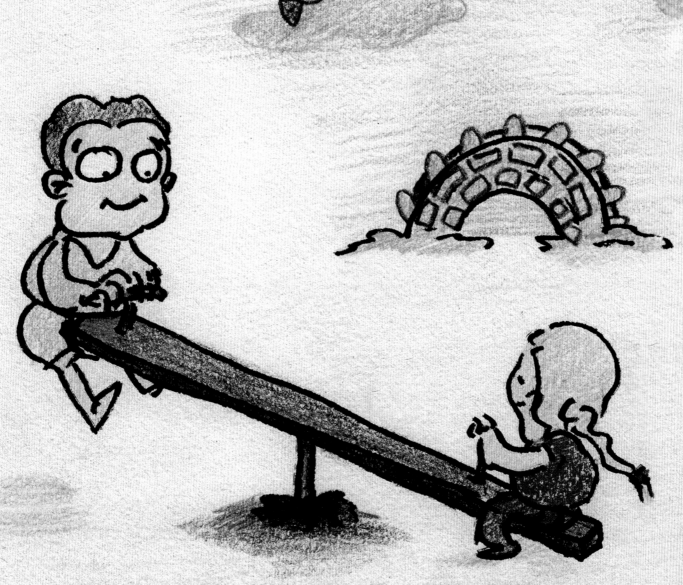

你今天能和小朋友一起玩游戏，能享受到温暖的阳光和美味的食物，这都要**感谢**你的爸爸妈妈！

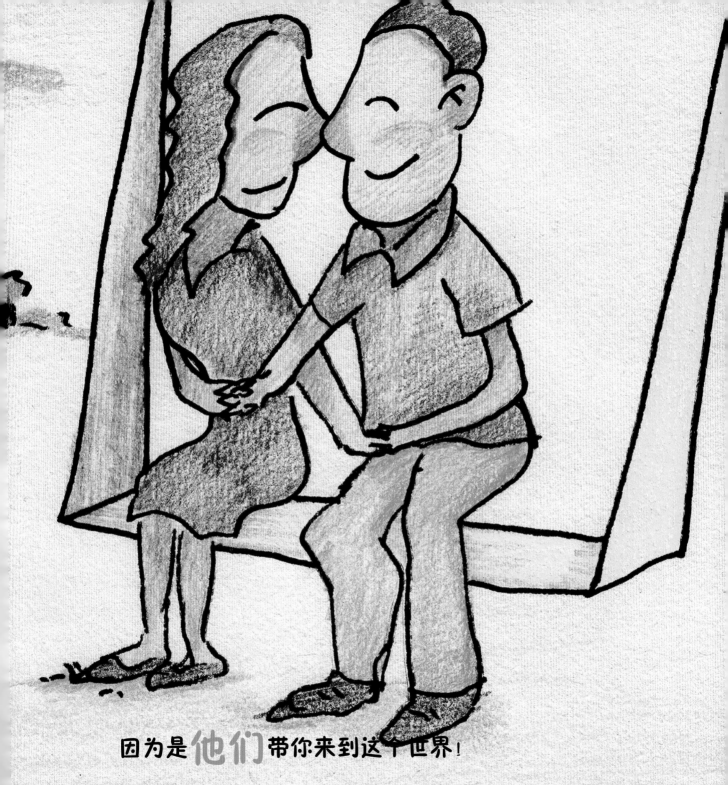

因为是他们带你来到这个世界!

他们从哪里来？

蒲公英、小鸡、和小蝌蚪是哪里来的呢？

他们肯定也是他们的爸爸和妈妈一起制造出来的啦！都是爸爸的精子找到了妈妈的卵子，然后结合成一个小种子的过程。

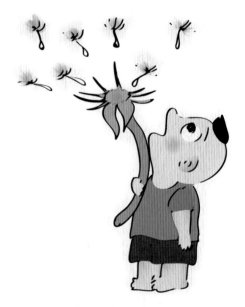

但是不同的是像蒲公英这样的植物呢，他们的妈妈会结出小种子，这个小种子就是最初的小蒲公英了，风爷爷把小种子吹到了泥土里，小种子就在泥土和雨水的滋润下慢慢长大，最后就长成了蒲公英。

像小鸡、小鸟、小鸭这样的有翅膀的动物呢，他们的妈妈和爸爸结合在一起后，会在妈妈的身体里留下小种子，这些小种子喜欢住进妈妈的蛋壳里，当妈妈下蛋

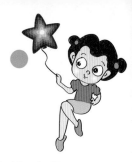

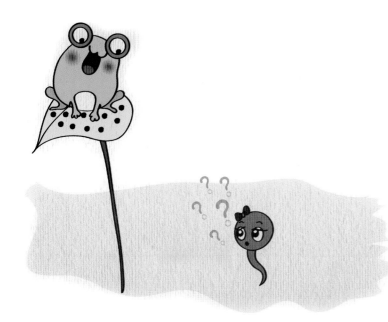

的时候，他们就会随着鸡蛋一起从鸡妈妈的肚子里跑出来。慢慢的，在鸡妈妈温暖的怀抱里，小鸡会逐渐长大，最后就从蛋壳里钻出来了。

而像小鱼、小虾、小蝌蚪这样的生长在水里的动物呢，他们的妈妈受精以后会产下好多好多的受精卵，可别误会他们不是妈妈的孩子哟，随着时间一天天推移，他们会在水里慢慢长大，最后长成像爸爸妈妈模样。

聪明的你，是不是现在觉得自己又懂事一点了呢？**感谢**你的爸爸和妈妈吧，是他们让你拥有了这一切！

1. **受精卵**是爸爸身体里的**精子**找到妈妈身体里的卵子变成的。

对（ ）　　　错（ ）

2. 小朋友是爸爸妈妈在**医院**里捡来的。

对（ ）　　　错（ ）

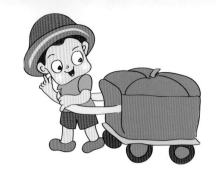

3. 一般小胎儿在妈妈肚子里长到 **几个月** 就该出生了？

4. 妈妈肚子里的小宝宝是通过什么和妈妈 **相连** 在一起呢？

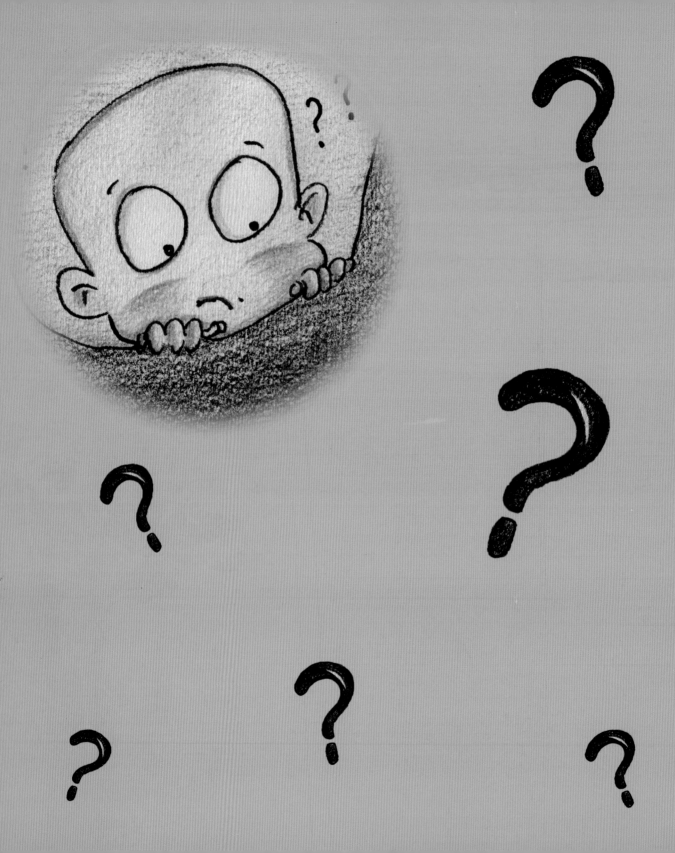